Inhalt

Dampfgarer! Rezepte für den Dampfgarer mit Fisch, Fleisch, Huhn, Gemüse und Obst

Autor - Hannelore Frischduft

Vorwort

Liebe Leserin, lieber Leser!

Ich freue mich, dass Du dieses Buch gekauft hast. Dafür möchte ich mich herzlich bei Dir bedanken!
Und jetzt wünsche ich Dir viel Spaß und viele schöne Momente mit dem Buch!
Das gesunde Dampfgaren zählt schon seit Jahren in der asiatischen Küchen zu der beliebtesten Speisezubereitung.
Der größte Vorteil mit diesem modernen Küchengerät ist das schonende Garverfahren, bei dem die wichtigen Nährstoffe in den Nahrungsmitteln fast komplett erhalten bleiben.

Dampfgarer sind ideal, um damit wirklich leckere und vor allem nahrhafte Gerichte ohne viel Fett zuzubereiten.
Auch kann beim Dampfgaren nichts überlaufen oder anbrennen, weshalb es auch nicht unerlässlich ist, die ganze Zeit

in der Küche zu stehen.

Für Menschen die nicht sehr viel Zeit zum Kochen haben und Wert auf eine gesunde Ernährung legen, sind Dampfgarer die beste Lösung. Intensive unangenehme Küchendünste werden durch die schonende Zubereitung verhindert, es können mehrere Gerichte gleichzeitig zubereitet werden und die meisten Geräte sind auch noch dazu spülmaschinengeeignet.

Mit den nachstehenden Dampfgarer Rezepten könnt Ihr Eurer Fantasie freien Lauf lassen und alle Arten von gesunden Speisen herstellen, da ich Euch auch noch die Lebensmittel zeige, die für das moderne Küchengerät besonders gut geeignet sind. Schon neugierig auf die tollen Rezepte?
Dann lass uns doch gleich zusammen mit dem Dämpfen beginnen!

Gutes Gelingen,
Deine *Hannelore Frischduft*

Welche Vorteile hat ein Dampfgarer?

Dampfgaren ist überhaupt nicht schwer, denn im Prinzip kannst Du mit diesem Küchengerät alles dämpfen, was sich kochen lässt. Die Zeiten zum Dampfgaren sind mit den üblichen Kochzeiten vergleichbar, wenn Du also beispielsweise 25 Minuten am Kochfeld für den Reis brauchst, dann ist die Garzeit nahezu ident.

Besonders praktisch beim Dampfgarer ist, dass Du nur die Garzeit einstellen musst und dann andere Sachen in der Zwischenzeit erledigen kannst, also auch durchaus ein entspannendes Schaumbad vor dem Abendessen.
Es kann überhaupt nichts übergehen oder anbrennen.

Die Temperatureinstellungen vom Dampfgarer sind ebenfalls nicht kompliziert, da fast immer zu 100 °C gegart wird und es nur ganz wenige Ausnahmen gibt. Dazu zählen der Fisch, der zwischen 75 und 85 °C gegart wird, Würstchen bei 90 °C und der Hefeteig bei 40 °C. Die Temperatur ist wichtig, damit die wertvollen Nährstoffe erhalten bleiben und die Würste nicht aufplatzen, aber keine Sorge, bei den meisten Rezepten ist die Garzeit und auch die Temperatur dann mit angegeben.

Praktisch ist natürlich auch, dass man gleichzeitig unterschiedliches Gargut mit dem Dampfgarer zubereiten kann. Es überträgt sich dabei auch überhaupt kein Geruch, wenn das Gargut NICHT mit anderen Geschmacksrichtungen gemeinsam ausgekühlt wird.

Da das Gargut im Vergleich zur üblichen Zubereitung nicht beim Kochen ausgewaschen wird, bleiben beim Gemüse die Farbe und auch der Geschmack erhalten. Dies ist auch der Grund, warum die lebensnotwendigen

Vitamine und Mineralstoffe nicht verlorengehen.

Übrigens brauchst Du Dir für den Dampfgarer kein neues Geschirr zu kaufen, da sich im Prinzip jedes Geschirr zum Dampfen eignet.
Du kannst dann also auch gleichzeitig mit dem Essen eine Schale im Dampfgarer aufwärmen, damit Du darin die Speisen schön warm servieren kannst.

Auch wenn Du schon fertige Speisen nur kurz aufwärmen möchtest, kannst Du den Dampfgarer dazu benutzen. Der Geschmack ist im Vergleich zum Aufwärmen in der Mikrowelle weitaus besser, so dass Deine aufgewärmten Gerichte dann auch wirklich wie frisch zubereitet schmecken.
Zum Aufwärmen eignen sich auch knusprige Sachen, also nicht nur gesunde Beilagen. Ich zeige Dir dann speziell noch genau, was Du mit Deinem Dampfgarer alles machen kannst.

Wie funktioniert Dampfgaren?

Beim Dampfgaren sind die Lebensmittel nicht dem kochenden Wasser ausgesetzt, sondern sie werden durch den Wasserdampf gar. Dadurch bleiben die Speisen nicht nur besonders aromatisch, sondern auch bissfest.

Durch den Garraum wird der Kontakt zum Wasser verhindert, der Dampf strömt also nach oben, weshalb die Lebensmittel bei dieser schonenden Zubereitung auch nicht austrocknen können.
Die Qualität von diesem praktischen Küchengerät hängt davon ab, wie schnell und wie gut im Garraum die sauerstoffhaltige Luft durch den Dampf ersetzt werden kann. Die Dampfgarer müssen also erst einmal die vorhandene Luft raus lassen und dann nach der Dampferzeugung wieder dicht schließen können.

Manche Dampfgarer sind mit einem Sichtfenster ausgestattet, so dass man den Garprozess mitverfolgen kann. Ansonsten ist Dampfgaren übrigens auch in der Mikrowelle möglich, mit einem normalen Kochtopf, im Backofen oder mit dem marokkanischen Schmortopf, besser bekannt als Tajine.

Es spielt im Prinzip aber keine Rolle, mit welchem Gerät oder mit welcher Anwendung Du die Dampfgarer Rezepte ausprobierst, da es hier vorwiegend um Geschmack, Genuss und natürlich auch um die Erhaltung der wichtigen Nährstoffen in den Lebensmitteln geht.

Welche Lebensmittel sind für den Dampfgarer geeignet?

Für den Dampfgarer eignen sich sehr viele Lebensmittel, die sich ohne Fettzusätze zubereiten lassen.

Gemüse
Kohlgemüse, Kartoffeln und Karotten sind ideal für den Dampfgarer, aber auch Blattgemüse lässt sich damit sehr schnell zubereiten, da es eine sehr kurze Garzeit benötigt.
Größeres und festeres Gemüse sollte deshalb vorher klein geschnitten werden, damit alle Nahrungsmittel möglichst zur gleichen Zeit fertig werden. Gesalzen wird beim Gemüse erst kurz vor dem Servieren.

Rote Beete lassen sich zwar durchaus im Dampfgarer zubereiten, aber es ist ratsam, dieses Gemüse entweder in das unterste Dampfsieb zu geben oder alleine garen zu lassen, da beim Erhitzen der Saft tropft und ansonsten die anderen Lebensmittel rot verfärbt, was übrigens auch bei Kirschen oder Pflaumen der Fall ist.

Kräuter

Küchenkräuter können gleichzeitig mit dem Gemüse gegart werden. Im Dampfgarer bleiben die wichtigen Inhaltsstoffe von Kräutern fast vollständig erhalten.

Obst

Für den Dampfgarer eignen sich eigentlich alle Obstsorten, aufpassen solltest Du nur bei Früchten, die andere Zubereitungen durch ihren farbigen Saft beeinträchtigen können, also Kirschen als Beispiel.

Fleisch und Fisch

Vor allem mageres Fleisch und Fisch lassen sich schon in kurzer Zeit im Dampfgarer zubereiten. Der Fisch zerfällt nicht dabei und behält auch seinen typischen Eigengeschmack.
Das Fleisch kann man übrigens auch vor dem Garen erst einmal kurz anbraten und dann erst in das Dampfgerät geben, was sehr praktisch ist, wenn Du zum Beispiel zu Deinem Fleischgericht eine Soße zubereiten willst. Auch Geflügel oder Leber lassen sich im Dampfgarer zubereiten, je größer die Stücke sind, desto länger ist die Garzeit. Ratsam ist, diese Nahrungsmittel mit Kräutern zu würzen, weshalb der Salzkonsum dabei problemlos eingeschränkt werden kann.

Beilagen

Auch der Reis lässt sich mit dem Dampfgarer zubereiten. Für die Zubereitung von Reis oder Couscus gibt es übrigens spezielle Dampfeinsätze die keine Löcher haben, wie die anderen

Garbehälter.

Ansonsten kannst Du auch Nudeln, Knödel, Püree, Soufflés und sogar Torten und auch Eier im Dampfgarer zubereiten. Du wirst überrascht sein, was Du damit alles machen kannst, denn diese modernen Küchengeräte eignen sich auch zum Entsaften und Einkochen, zum Desinfizieren von Babyfläschchen, sowie auch für die Zubereitung von selbstgemachten Joghurts.

Tipps und Tricks zum Dampfgaren

Bevor es mit dem Garen losgeht, möchte ich Dir vorher aber erst noch einige wichtige Tipps geben, damit Deine ersten Ergebnisse auch wirklich besonders gut gelingen und Du mehr Freude an Deinem neuen Küchengerät hast.

<u>Auftauen und Aufwärmen mit dem Dampfgarer</u>

Auftauen kannst Du bei ca. 60 °C.Bei dieser Temperatur kommt es zu keinen Verfärbungen und auch nicht zum Angaren.

Eingefrorene Nahrung aus dem Tiefkühlfach wird gleichmäßig und vor allem schonend mit dem Dampfgarer aufgetaut. Tiefgekühltes Gemüse oder andere Zubereitungen, lassen sich direkt auftauen.

Aufwärmen kannst Du bei 90 °C, damit Dein Essen richtig frisch und lecker schmeckt. Knusprige Sachen kannst Du auch in Alufolie verpacken, damit es vom Dampf nicht weicher wird. Auch kannst Du dann das knusprige Hähnchen als Beispiel gleichzeitig mit Gemüse oder Reis als Beilage zubereiten.

Desinfizieren mit dem Dampfgarer

Bei einer Temperatur von 100 °C kannst Du im Dampfgarer desinfizieren, was nicht nur für die Fläschchen sehr praktisch ist, sondern auch für Einmachgläser zum Einkochen.

Was ist beim Dampfgaren sonst noch zu beachten?

- Wichtig ist, dass die Zutaten gleichmäßig groß geschnitten werden, damit die Lebensmittel auch wirklich zur gleichen Zeit fertig werden. Das Aroma lässt sich noch zusätzlich verbessern, indem

Kräuterfond oder Wein als Flüssigkeit hinzugefügt wird.

- Salz lässt sich durch das Hinzugeben von Kräutern ersetzen. Aber auch Knoblauch, Zwiebeln und Zitronenscheiben direkt auf den Lebensmitteln sorgen für einen deutlich besseren Geschmack der Speisen.
- Bei der Zubereitung von Nudeln oder auch bei Reis ist auf einen geschlossenen Garbehälter zu achten. Wenn Du in den Behältern etwas Wasser hinzufügst, werden auch die festen Beilagen nicht zu hart.
- Wenn Du die Lebensmittel in die Dampfbehälter gibst, dann achte auf etwas Abstand. Dadurch kann der Dampf dann auch viel besser zirkulieren.
- Obst kann schon vor dem Garen braun werden, dies lässt sich vermeiden, indem Du es vorher mit Zitronensaft beträufelst.
- Wenn Du häufig den Deckel öffnest, dann beachte bitte, dass sich

dadurch dann auch die Garzeit verlängert. Ansonsten sollte bei einer Garzeit von über einer Stunde dann auch mehr Wasser zum Garen hinzugefügt werden.

- Beim Öffnen vom Dampfgarer solltest Du unbedingt einen Topflappen oder Handschuhe verwenden, um Dich vor dem heißen Dampf zu schützen.

Damit Du eine bessere Übersicht bekommst, sind die Rezepte schön übersichtlich in verschiedene Kategorien unterteilt.

Gemüse Rezepte für den Dampfgarer

1) Überbackener Kürbis

Zutaten: 4 kleine Hokkaidokürbis, 100 g Mascarpone, 150 g Parmesan, Rosmarin, Basilikum, Salz.

Zubereitung: Die gewaschenen Kürbisse werden in der Mitte durchgeschnitten und die Kerne entfernt. Dann für 10 Minuten in den Dampfgarer geben. In der Zwischenzeit mit der Mascarpone die Käsesoße zubereiten und mit den Küchenkräutern würzen. Dann den gegarten Kürbis in eine passende

Auflaufform geben, die Käsesoße darüber verteilen und für ca. 10 Minuten in den vorgeheizten Backofen geben.

2) Gedämpftes Gemüse

Zutaten: 2 Kohlrabi, 2 Karotten, 2 Zwiebeln, 2 Paprika, 250 g Erbsen, Salz, Pfeffer und frisch gehackte Petersilie.

Zubereitung: Das gewaschene Gemüse in gleichmäßige Stücke schneiden und alles zusammen für ca. 20 Minuten in den Dampfgarer geben. Dann würzen und mit der Petersilie bestreuen.

3) Blaukraut mit Apfel

Zutaten: 1 kg Blau- oder Rotkraut, 1 Apfel, 1 Zwiebel, 3 El Sonnenblumenöl, 2 TL Weißweinessig, 1 TL Kümmel, ½ TL Salz, 3 EL Rohrzucker.

Zubereitung: Das Blaukraut und auch die Zwiebel klein verarbeiten. Dann die Zwiebel mit etwas Öl glasig andünsten, den Zucker und den Essig hinzufügen und nach Geschmack würzen. Anschließend alles zusammen mit dem geriebenen Apfel in den Dampfgarer geben und 25 Minuten bei 100 °C garen lassen.

4) Schmorgurken mit Kartoffeln

Zutaten: 500 g Kartoffel, 150 g Gurken, 1 Bund Dill, 1 Becher Naturjoghurt (150 g), Salz, Pfeffer, Schnittlauch.

Zubereitung: Die geschälten Gurken halbieren und das Kerngehäuse entfernen. Die Kartoffeln werden geschält und zusammen mit den Gurken gewürfelt. Das Joghurt würzen und mit dem gehackten Dill verfeinern. Dann das Gemüse in den Garbehälter (ohne Löcher) geben, mit dem Kräuterjoghurt übergießen und 20 Minuten lang dämpfen lassen. Erst vor dem Servieren mit den Gewürzen abschmecken.

5) Kartoffelpfanne

Zutaten: 500 g Kartoffeln, 1 roten Paprika, 1 gelben Paprika, 1 Zucchini, 1 Stange Lauch, ½ Bund Petersilie, 100 g geriebenen Käse.

Zubereitung: Die gewürfelten Kartoffeln im Reisbehälter vom Dampfgarer 20 Minuten garen lassen. In der Zwischenzeit das andere Gemüse verarbeiten und ebenfalls würfeln. Dann 10 Minuten im gelochten Behälter dämpfen. Vor dem Servieren mit dem Käse und der Petersilie bestreuen.

Fleischrezepte für den Dampfgarer

1) Rinderrouladen

Zutaten: 4 Rinderschnitzel, 3 Karotten, 8 Essiggurken, 1 EL Senf, Salz und Pfeffer.

Zubereitung: Die Rinderschnitzel würzen, mit Senf bestreichen und dann das klein geschnittene Gemüse auf dem Fleisch verteilen. Zu Rouladen verarbeiten, fixieren und 30 Minuten im Dampfgarer dämpfen lassen.

2) Fleischspieße mit Knoblauch

Zutaten: 500 g Schweinefleisch, 3 Knoblauchzehen.

Zubereitung: Das Fleisch würfeln, den Knoblauch schälen und teilen. Dann abwechselnd auf die Spieße stecken. Du kannst hier übrigens auch noch Zwiebeln und Paprika hinzufügen. Dann einfach die Spieße 20 Minuten auf der Garplatte zubereiten.

3) Marinierte Spareribs

Zutaten: 3 kg Spareribs, 1 EL Zitronensaft, 5 EL Barbecue Sauce, 1 EL Rosenpaprikapulver, 1 EL Oregano, 1 TL Salz, Pfeffer.

Zubereitung: Die Zutaten in einer großen Schüssel vermengen und dann damit das Fleisch einreiben. Wenn Du Lust hast, kannst Du die marinierten Spareribs auch erst einmal in einen geschlossenen Beutel geben und dort über Nacht im Kühlschrank lassen. Dann bei 80 °C drei Stunden im Dampfgarer gären und noch einmal 5 bis 10 Minuten kurz auf den vorgeheizten Grill legen, damit sie besonders knusprig werden.

4) Jägerfilets

Zutaten: 2 kg Schweinefilet, 2 Zwiebeln, 500 g Champignons, 1 TL Öl, 1 TL Butter, 1 Bratensoße, 1 Liter Wasser, Salz und Muskat.

Zubereitung: Das zugeschnittene Fleisch würzen und mit dem Öl kurz in einer Pfanne anbraten. Dann die Zwiebel und die Champignons in Scheiben schneiden und beides zusammen mit der Butter glasig anrühren. Die Bratensoße mit Wasser anrühren und über die Mischung geben. Alles zusammen in den Dampfgarer geben und 20 Minuten bei 80 °C garen lassen.

5) <u>Rauchfleisch mit Sauerkraut</u>

Zutaten: 500 g geräuchertes Karree, 500 g Sauerkraut, 2 Lorbeerblätter.

Zubereitung: Die Lorbeerblätter zum fertigen Sauerkraut geben, das Rauchfleisch darüber geben und in der Küchenmaschine 45 Minuten bei 60 °C dämpfen lassen.

Fischrezepte für den Dampfgarer

1) Schollenfilet mit Gemüse

Zutaten: 2 Schollenfilets, 200 g tiefgekühltes Gemüse, 3 EL Joghurt, 1 TL Senf, 1 TL Zitronensaft, Salz und Pfeffer.

Zubereitung: Das Tiefkühlgemüse im Dampfgarer 20 Minuten auftauen (bei 65 °C) und in der Zwischenzeit die Fischfilets mit den anderen Zutaten würzen und in den ungelochten Behälter geben. Aus dem Joghurt, Zitronensaft und Senf eine Soße zubereiten und dann alles zusammen noch einmal 10 Minuten garen lassen (85 °C).

2) Kräuterheilbutt

Zutaten: 4 Heilbuttfilets, 2 TL Butter, 5 EL gehackten Dill, 5 EL gehackte Petersilie, 3 EL Zitronensaft, Salz und Pfeffer.

Zubereitung: Den Fisch würzen und mit dem Zitronensaft beträufeln. Im

Dampfgarer 20 Minuten dämpfen. Dann die Butter wärmen, die Kräuter hinzufügen, kurz aufkochen lassen und zusammen zum Fisch servieren.

3) Lachsfilets

Zutaten: 2 frische Lachsfilets, 1 EL Butter, Petersilie, Ingwer, Salz und Pfeffer.

Zubereitung: Die Lachsfilets würzen und 15 Minuten im gelochten Garbehälter bei 70 °C garen lassen.

4) Blaue Forelle mit Spinat

Zutaten: 2 Forellen, 1 Zwiebel, 1 Zitrone, ½ Bund Dill, 500 g Blattspinat, 100 g Butter, 100 ml Gemüsebrühe, 150 ml Rahm, Salz, Pfeffer, Muskatnuss.

Zubereitung: Den geputzten Spinat mit der gehobelten Zwiebel, der Butter und Zitrone vermischen und zusammen mit der Gemüsebrühe und dem Rahm zubereiten. Die Forellen werden gewürzt, mit Zitronensaft innen und außen beträufelt. Dann den Spinat in den Dampfgarer geben, die Forellen darauf legen und alles zusammen 15 Minuten lang bei 85 °C dämpfen lassen.

5) Lachs mit Spargel

Zutaten: 2 Lachsfilet, 1 kg Spargel, 500 g Kartoffeln, 250 g Sahne, 1 EL Weißwein, Salz, Pfeffer, Safran.

Zubereitung: Den Spargel putzen und in einem feuchten Tuch in den Kühlschrank geben. Die Spargelschalen und Enden werden mit der Sahne und dem Weißwein 15 Minuten lang gekocht. Dann die Spargelreste entfernen. Zusammen mit dieser Zubereitung wird der Spargel im Dampfgarer 10 Minuten lang gedämpft. Das gewürzte Lachsfilet dann zusammen mit dem Spargel noch einmal 5 Minuten lang mitgaren lassen.

Geflügelrezepte für den Dampfgarer

1) <u>Gebackene Hähnchenschlegel</u>

Zutaten: 4 Hähnchenschlegel, 2 Eier, 2 Tassen Mehl, 2 Tassen Semmelbrösel, Salz, Pfeffer, Paprika, 2 EL Milch, Öl.

Zubereitung: Die Semmelbrösel mit den Gewürzen mischen und die Eier mit der Milch verquirlen. Dann die Schlegel erst mit dem Mehl panieren, anschließend in der Eimischung und zuletzt in den Semmelbröseln. Mit Öl bestreichen und in den geschlossenen Garbehälter geben. Bei 100 °C rund 20 Minuten lang braten lassen.

2) <u>Putenbrustfilet mit Sahne und Gemüse</u>

Zutaten: 1 kg Putenbrustfilet, 1 Becher Sahne, 3 Kartoffeln, 2 Möhren, 2 Stangen Lauch, Salz, Pfeffer und Muskatnuss.

Zubereitung: Die Filets in schmale Streifen schneiden und würzen. Mit der Sahne für 10 Minuten bei 100 °C im geschlossenen Garbehälter dampfen lassen. In der Zwischenzeit das geputzte Gemüse in Streifen schneiden und die letzten 3 Minuten in der Sahnesoße mitgaren lassen.

3) <u>Asiatisches Hühnerfleisch</u>

Zutaten: 500 kg Hühnchenbrust, 1 Packung tiefgekühltes Asia-Gemüse, 5 EL Sojasauce.

Zubereitung: Die Hühnchenbrust in kleine Stücke verarbeiten, mit der Sojasoße beträufeln und im Dampfgarer 15 Minuten lang dämpfen lassen. Das Gemüse auftauen und im gelochten Garbehälter ebenfalls 15 Minuten lang dämpfen. Dann alles zusammen vermischen und ggf. noch einmal mit der Sojasoße abschmecken.

4) Hähnchengeschnetzeltes mit Paprika

Zutaten: 4 Hähnchenbrustfilets, 3 rote Paprikaschoten, 2 gelbe Paprikaschoten, 2 Zwiebeln, 200 g Creme fraiche, 3 EL hellen Soßenbinder, 4 EL Öl, Salz, Pfeffer, Curry.

Zubereitung: Aus dem Öl und den Gewürzen eine Marinade herstellen und die in Streifen geschnittenen Filets ca. 20 Minuten marinieren. Dann die Paprikaschoten und die Zwiebel zu Streifen verarbeiten und alles zusammen in einem geschlossenen Behälter in den Dampfgarer für 12 Minuten bei 100 °C geben.

5) Süß-saure Entenbrust

Zutaten: 4 Entenbrustfilets, 250 g Champignons, 2 Knoblauchzehen, 2 EL Honig, 5 EL Balsamico, 1 EL dunklen Soßenbinder, 150 ml Rotwein, 3 EL Öl, Salz, Pfeffer, Rosmarin.

Zubereitung: Die Haut von der Entenbrust entfernen und das Fleisch in Streifen schneiden.
Mit den restlichen Zutaten bis auf die Champignons eine Marinade herstellen und das Fleisch darin mind. eine Stunde marinieren.
In der Zwischenzeit kannst Du die geputzten Champignons kurz anbraten.
Bevor die Entenbrust in den Dampfgarer kommt, ebenfalls erst einmal kurz abraten lassen.

Beilagen im Dampfgarer zubereiten

1) <u>Serviettenknödel</u>

Zutaten: 1 Baguette, 250 ml Milch, 3 Eier, ½ Bund Petersilie, 1 Zwiebel, Salz und Muskat, 1 TL Butter.

Zubereitung: Das Baguette in Würfel verarbeiten und die Zwiebel klein schneiden, die dann kurz in der Butter angebraten wird. Anschließend die Petersilie hacken und alles zusammen mit warmer Milch und den Eiern vermischen und würzen. Der Knödelteig wird in eine Frischhaltefolie eingerollt und 30 Minuten im Dampfgarer zubereitet, bei 100 °C.

2) <u>Kartoffelknödel</u>

Zutaten: 500 g Kartoffeln, 50 g Stärkemehl, 1 Ei, 2 TL Butter, Salz und Muskat.

Zubereitung: Die gewaschenen Kartoffeln für 20 Minuten in den Dampfgarer geben.

Danach schälen und in die Kartoffelpresse geben. Der Teig wird dann mit den restlichen Zutaten vermischt und zu Knödeln geformt, die im gelochten Behälter dann 20 Minuten lang gedämpft werden.

3) Pilzrisotto

Zutaten: 250 g Pfifferlinge oder Champignons, 1 Knoblauchzehe, 1 Zwiebel, 1 Stange Lauch, 2 EL Öl, 250 g Risottoreis, 250 ml Gemüsebrühe, Salz, Pfeffer.

Zubereitung: Der Reis wird zusammen mit der Gemüsebrühe für 15 Minuten in die geschlossene Garschale gegeben, wo er 15 Minuten bei 100 °C garen soll.
In der Zwischenzeit kannst Du die Pilze putzen und klein schneiden, sowie auch den Lauch und den Knoblauch hacken. Dann mit dem Öl in einer Pfanne andünsten und diese Pilzmischung unter den Reis geben, wobei alles zusammen noch einmal 3 bis 5 Minuten garen sollte.

Gegebenenfalls muss noch etwas mehr Brühe oder Wasser hinzugefügt werden.

4) <u>Gnocchi mit Kräutern</u>

Zutaten: 500 g Kartoffeln, 1 Ei, 1 EL Butter, 100 g Stärkemehl oder Kartoffelstärke, 1 Bund gemischte Küchenkräuter, Salz.

Zubereitung: Die gewaschenen Kartoffeln 30 Minuten im ungelochten Behälter garen lassen und die Kräuter fein hacken. Die Kartoffeln werden erst nach dem garen geschält und ganz fein in einer Schüssel gerieben.
Dann die restlichen Zutaten hinzugeben und alles zusammen zu einem Teig verarbeiten.
Der Teig wird fingerdick gerollt und dann einfach mit dem Messer kleine Stücke abgeschnitten, die mit der Gabel flach gedrückt werden können. Im ungelochten Behälter 10 Minuten garen.

5) <u>Würziges Kartoffelpüree</u>

Zutaten: 500 g Kartoffeln, 75 g klein gehackte Walnüsse, 1 TL geriebenen Ingwer, 100 ml Milch, Salz, Pfeffer, Muskat.

Zubereitung: Die geschälten Kartoffeln würfeln und im gelochten Garbehälter 5 bis 10 Minuten dämpfen (je nach Größe). Dann die noch heißen Kartoffeln pürieren und mit den Gewürzen und Nüssen verarbeiten.

6) <u>Gefüllte Paprika</u>

Zutaten: 4 rote Spitzpaprika, 1 Zwiebel, 1 Knoblauchzehe, 100 g entkernte Oliven, 75 ml Sauerrahm, 2 TL Zitronensaft, 150 g Feta, Salz, Pfeffer.

Zubereitung: Die Spitze vom Paprika abschneiden und aushöhlen. Die Zwiebel und der Knoblauch werden klein gehackt und mit den restlichen Zutaten vermischt. Diese Füllung in die Paprika geben und im gelochten Behälter dann 10 Minuten garen lassen.

7) Kohlsprossen mit Käse

Zutaten: 250 Kohlsprossen, 1 EL Butter, 150 g Frischkäse, Salz und Pfeffer.

Zubereitung: Die geputzten Kohlsprossen werden mit etwas Salz 10 Minuten gedämpft.
Dann die Butter schmelzen lassen, die Sprossen hinzugeben, nach Geschmack würzen und den Käse darüber verteilen.

8) Nudeln

Zutaten: 300 g Bandnudeln, Spaghetti oder andere Nudeln nach Deinem Geschmack.

Zubereitung: Die rohen Nudeln in den ungelochten Behälter geben, 500 ml Wasser aufgießen und 20 Minuten garen lassen.

9) Zoodles (Gemüsespaghetti)

Zutaten: Zucchini, Möhren, Gurken, Spiralschneider, Salz.

Zubereitung: Mit dem Spiralschneider das rohe Gemüse in Spaghetti verarbeiten und ca. 3 Minuten in den Dampfgarer geben.

10) Würzige Dampfbrötchen

Zubereitung: 350 g Weizenmehl, 1 Päckchen Trockenhefe, ½ TL Brotgewürz, 250 ml lauwarmes Wasser, 1 Prise Salz.

Zubereitung: Aus den Zutaten einen Teig herstellen und dann ca. 30 Minuten stehen lassen, damit der aufgehen kann. Danach in gleichgroße Stücke verarbeiten und den Brötchen die passende Form geben.

Dann in den gelochten Garbehälter geben und 30 Minuten bei 180 °C garen lassen, damit sie schön aufgehen.
Gegebenenfalls kann man die

Dampfbrötchen anschließend noch kurz in den vorgeheizten Backofen geben, damit sie noch bräuner und knuspriger werden.

Obst im Dampfgarer

1) Saftige Bratäpfel

Zutaten: 4 mittelgroße Äpfel, 2 EL Butter, 4 EL Rosinen, 4 EL Marmelade oder Konfitüre, Zucker und Zimt.

Zubereitung: Von den gewaschenen Äpfeln die Deckel abschneiden und dann das Kerngehäuse entfernen. Die Marmelade mit den anderen Zutaten vermischen und in die Äpfel geben. Auf die Äpfel den Deckel draufsetzen und dann auf der Garplatte 20 Minuten garen lassen.

2) Apfelkompott

Zutaten: 4 Äpfel, 2 EL Zitronensaft, 1 El Zimt, 2 EL Zucker, 4 Gewürznelken.

Zubereitung: Die gewaschenen Äpfel in Scheiben schneiden und mit den anderen Zutaten zusammen in einen geschlossenen Garbehälter geben. 10 Minuten lang garen und dann abkühlen lassen, bevor die Gewürznelken wieder entfernt werden. Natürlich kannst Du dann auch aus anderen Obstsorten mit dem Dampfgarer problemlos Kompott zubereiten.

3) Quarkauflauf mit Früchten

Zutaten: 1 Becher Quark, 120 g Grieß, 3 Eier, 150 g Beeren, 150 g Marillen, 2 Kiwis, 2 Bananen, 100 g Zucker, 1 TL Backpulver.

Zubereitung: Die Eier trennen und das Eiweiß mit dem Backpulver steif schlagen. Dann den Quark mit den restlichen Zutaten vermengen und den

Eierschnee dazugeben. Dann im Dampfgarer ca. 20 Minuten dampfen lassen.

4) Erdbeermarmelade

Zutaten: 1 kg Erdbeeren (oder eine andere Obstsorte), 500 g Gelierzucker, 1 TL Zitronensaft.

Zubereitung: Das gewaschene und geputzte Obst mit dem Gelierzucker vermengen und dann in einen geschlossenen Behälter 30 Minuten lang in den Dampfgarer geben. Du kannst übrigens gleichzeitig die Abfüllgläser sterilisieren, indem Du sie mit der Öffnung nach unten hineinstellst. Anschließend die Früchte noch pürieren und den Zitronensaft hinzugeben. Du kannst wahlweise auch statt dem Saft Cognac nehmen. Die Marmelade sollte warm abgefüllt werden.

5) Trockenobst

Zutaten: Es eignen sich alle Obstsorten bis auf Bananen oder Ananas.

Zubereitung: Das Obst in gleichmäßige Stücke schneiden und den Rost mit Backpapier auslegen.
Die Früchte werden dann mit der Heißluft zubereitet, die je nach Gerät unterschiedliche Verarbeitungszeiten haben.

Süße Köstlichkeiten

1) <u>Schokoladensouffle</u>

Zutaten: 3 Eier, 2 EL Stärkemehl, 125 g Zucker, 1 EL Milch, 1 EL Öl, 100 g dunkle Schokolade, 120 g dunkle Kuvertüre.

Zubereitung: Die gestückelte Kuvertüre in eine passende Schüssel geben und im Dampfgarer ca. 15 Minuten bei 100 °C schmelzen lassen. Dann die Butter hinzufügen. Die Eier werden getrennt und das Eiweiß mit dem Stärkemehl steif geschlagen. Die Eidotter mit dem Zucker schaumig rühren. Dann die Eierzubereitungen langsam unter die Schokoladenmasse hinzugeben und alles noch einmal gut verrühren. Die Souffleeformen mit der Butter einfetten und den Teig dazugeben. Das Soufflee wird bei hoher Temperatur im Dampfgarer zubereitet, die Zeit beträgt ca. 20 Minuten. Nach dem Abkühlen mit der fertigen Schokoladensoße dekorieren.

2) Zimtdessert

Zutaten: 4 EL Naturjoghurt, 1 Ei, 3 EL brauner Zucker, 1 TL Zimt, 2 EL Mandelmehl.

Zubereitung: Mit dem Mixer alle Zutaten verrühren und dann die Masse in Auflaufformen abfüllen. 15 Minuten im Dampfgarer zubereiten (100 °C).

3) Kokoscreme

Zutaten: 6 Eigelb, 250 ml Kokosmilch, 2 EL Kokosraspeln, 1 EL Zucker.

Zubereitung: Die Eier quirlen und mit den restlichen Zutaten vermischen.
Dann in Gläser abfüllen, mit Folie abdecken und 20 Minuten in den Dampfgarer geben. Anschließend mehrere Stunden lang kaltstellen.

4) <u>Himbeergrießbrei</u>

Zutaten: 100 g Weizengrieß, 150 g Himbeeren, ½ l Milch, 1 Ei, 100 g Zucker, 1 EL Cognac.

Zubereitung: Alle Zutaten gut verrühren und in einen ungelochten Behälter in den Dampfgarer geben und 10 Minuten dämpfen. Du kannst selbstverständlich auch andere Obstsorten mit dem Grießbrei ausprobieren.

5) <u>Amaranth mit Früchten</u>

Zutaten: 150 g Amaranth, 2 EL Honig, 350 ml Kokosmilch oder Mandelmilch, Obst Deiner Wahl (Äpfel, Birnen, Beeren, Kiwis usw.) und Zimt.

Zubereitung: Den Amaranth erst einmal mit heißem Wasser durchspülen und dann abtropfen lassen. Mit der Milch zusammen eine Stunde lang garen lassen und erst nach dem Abkühlen die Früchte, Honig und den Zimt hinzugeben.

6) <u>Porridge mit Beeren</u>

Zutaten: 1 Tasse Haferflocken, 1 Tasse Beerenmischung, 3 Tassen Milch, 1 EL Zucker.

Zubereitung: Die Haferlocken mit dem Zucker und der Milch in den geschlossenen Garbehälter geben und 5 Minuten garen lassen. Dann die Beeren hinzufügen und weitere 10 Minuten garen lassen.

7) <u>Hirsetörtchen mit Nüssen</u>

Zutaten: 100 g Hirse, 4 Eier, 100 g gehackte Haselnüsse, 200 ml Milch, 3 EL Honig, Zimt.

Zubereitung: Die Milch mit der Hirse für 15 Minuten in einen ungelochten Behälter in den Dampfgarer geben. Danach die Eier trennen und das Eiklar zu Schnee verarbeiten. Die Dotter werden mit dem Honig schaumig gerührt und zusammen mit den Nüssen unter die Hirsemischung gegeben. Zum Schluss den Eierschnee darunter heben und die Masse in eingefettete Törtchenformen geben. Die Törtchen können dann im Backofen 15 Minuten braun gebacken werden.

8) Dampfnudeln

Zutaten: 600 g Weizenmehl, 2 Eier, 300 ml lauwarme Milch, 2 EL Butter, 2 Pck. Trockenhefe, 5 EL Zucker, Zimt.

Zubereitung: Das Weizenmehl mit der Hefe vermengen und dann die gequirlten Eier, die Milch, Butter und Zucker hinzufügen. Mit dem Knethaken zu einem weichen Teig verarbeiten, der allerdings nicht kleben sollte. In diesem Fall dann einfach etwas mehr Mehl dazugeben. Aus dem Teig eine Kugel formen und abgedeckt ca. 1 Stunde lang an einem warmen Ort stehenlassen. Die Auffangschale vom Dampfgarer einfetten, mit etwas Zimt bestreuen und dann die geformten Dampfnudeln hineingeben und auf den notwendigen Abstand achten. Die Schale mit einer Frischhaltefolie abdecken und den Teig dann 30 Minuten lang garen lassen.

9) Vanillepudding

Zutaten: 250 ml Milch, 125 g Mehl, 2 Eidotter, 50 g Stärkemehl, 2 Pck. Vanillezucker, 1 Pck. Backpulver, 1 EL Butter oder Margarine, 100 g Zucker.

Zubereitung: Die Butter mit dem Zucker vermischen und anschließend die restlichen Zutaten dazugeben.
Alles zusammen zu einer cremigen Masse verarbeiten und dann in den ungelöcherten Reisbehälter vom Dampfgarer geben.
Mit einer Folie abdecken und 60 Minuten lang dämpfen.

10) Beerenparfait mit Schokolade

Zutaten: 250 g Beerenmischung, 50 g dunkle Schokolade, 250 ml Sahne, 2 Eier, 150 g Marzipan, 100 g Zucker.

Zubereitung: Die Sahne steif schlagen und das Marzipan für die passende Form ausstechen.
Dann die geschmolzene Schokolade mit einem Ei und die Hälfte vom Zucker zu einer Schokocreme verarbeiten und die Hälfte der Sahne dazugeben.
Diese Mischung kommt auf das Marzipan in der Tarteform und wird ins Tiefkühlfach gestellt.
Die Beeren werden mit der restlichen Sahne und dem Zucker vermischt und dann über die angefrorene Schokoladenmasse verteilt.

Herzhafte Snacks

1) Würzige Hackfleischbällchen

Zutaten: 500 g Rinderhackfleisch, 1 große Knoblauchzehe, 2 Paprikaschoten (rot und grün), 3 Zwiebeln, 3 Eier, Salz, Pfeffer, Oregano, 1 TL Öl.

Zubereitung: Das Gemüse klein schneiden, kurz mit dem Öl glasig anbraten und dann mit dem Rinderhack und den Eiern vermengen.
Würzen und kleine Bällchen formen. Im Dampfgarer 10 bis 15 Minuten garen lassen.

2) Gefüllte Schinkenröllchen

Zutaten: 6 Scheiben Schinken, 1 Knoblauchzehe, 250 g Hähnchenhack, 1 Ei, 1 TL Öl, frisch gehackte Petersilie, Salz, Pfeffer, Muskat, 50 g geriebener Parmesan.

Zubereitung: Das gehackte Hähnchenfleisch mit dem Knoblauch und dem Ei vermischen und nach Geschmack würzen. Dann die Füllung auf je eine Schinkenscheibe geben und zusammenrollen.
Du kannst die Schinkenröllchen auch mit einem Zahnstocher festmachen. Dann mit dem Käse bestreuen und bei 100 °C 15 Minuten lang garen lassen.
Wenn Du sie bräuner haben möchtest, dann kannst Du sie noch einmal bei 180 °C 10 Minuten verarbeiten lassen oder kurz in den vorgeheizten Backofen geben.

3) Gefüllte Teigtaschen

Zutaten: 300 g Mehl, 500 g Hackfleisch, 1 Ei, 250 g Chinakohl, 1 Frühlingszwiebel, 1 Möhre, 1 Zwiebel, 1 TL geriebenen Ingwer, 2 El Öl, 4 EL Sojasauce, 150 ml kaltes Wasser (ca. 1 Tasse), 150 ml heißes Wasser.

Zubereitung: Für die Teigtaschen wird das Mehl erst einmal mit dem heißen Wasser vermischt und anschließend das kalte Wasser dazugegeben.
Mit einem Knethaken zu einem glatten Teig verarbeiten und stehen lassen.
In der Zwischenzeit vom Chinakohl die größten Blätter aufheben und das restliche Gemüse klein hacken.
Dann alles zusammen vermengen und mit dem Hackfleisch vermischen.
Nach Geschmack würzen.
Der Teig wird ausgerollt und Kreise oder Vierecke ausgestochen. Dann die Hackfleisch-Gemüse-Füllung in die Teigmitte geben und die Teigbeutel formen. Die Teigtaschen kommen dann auf die aufbewahrten Kohlblätter in den Dampfgarer, es spielt keine Rolle, welchen Garbehälter Du hierfür benützt.
Die Garzeit beträgt 15 Minuten bei 100 °C.

4) Zwiebel-Knoblauch-Baguette

Zutaten: 1 kg Weizenmehl, 20 g frische Hefe, 1 TL Salz, 80 g Sauerteig, 20 g Butter, 3 Knoblauchzehen, 3 Zwiebeln, 500 ml lauwarmes Wasser, Salz.

Zubereitung: Das Mehl mit dem Sauerteig und der Butter vermengen und dann die zerbröselte Hefe hinzufügen. Das Wasser dazugeben und den Teig verarbeiten. Anschließend 15 Minuten stehen lassen, damit der Teig aufgeht. In der Zwischenzeit den Knoblauch hacken und die Zwiebeln in Streifen schneiden. Kurz in einer beschichteten Pfanne andünsten und in den Teig geben. Alles noch einmal durchkneten und dann den Teig zu Baguettes formen. Wenn Du Lust hast, kannst Du eine Salzlauge herstellen oder einfach nur etwas grobes Salz auf die Baguettes geben. Dann eine Stunde lang in den Dampfgarer geben (30 °C) und anschließend noch einmal bei 200 °C 15 bis 20 Minuten.

5) <u>Gewürzpflaumen</u>

Zutaten: 750 g Pflaumen, 250 ml Balsamico, 3 EL Honig, 250 ml trockenen Rotwein, 4 Gewürznelken, 3 Lorbeerblätter.

Zubereitung: Die Pflaumen entkernen und in sterilisierte Gefäße geben.
Dann die restlichen Zutaten kurz aufkochen lassen, abschmecken und über die Gewürzpflaumen in die Gläser geben.
Im Dampfgarer werden sie 40 Minuten lang gedämpft, bis sie eingekocht sind. Je länger die Gewürzpflaumen aufbewahrt werden, desto besser schmecken sie, weshalb sie nicht sofort verzehrt werden sollten.

Joghurt im Dampfgarer machen

Wenn Du schon einen Dampfgarer hast, dann solltest Du natürlich auch unbedingt selbstgemachtes Joghurt ausprobieren. Mit dem dampfenden Küchengerät lassen sie sich schnell zubereiten und schmecken natürlich auch noch hervorragend.

Als Grundrezept brauchst Du nur einen Liter Milch (Vollmilch oder H-Milch) und 100 Gramm Naturjoghurt, da dieses Joghurt die benötigten lebenden Kulturen beinhaltet. Ansonsten kannst Du Deinem eigenen Joghurt dann auch Honig und Zimt hinzufügen, Vanillepulver oder auch Instantkaffee, wenn Du einmal einen neuen außergewöhnlichen Geschmack ausprobieren möchtest.

Für die Zubereitung wird die Milch mit dem Joghurt verrührt, die gewünschte Geschmacksrichtung hinzugefügt und dann die Flüssigkeit in sterilisierte Gläser oder Tassen abgefüllt. Falls Du keinen Deckel für die Gläser hast, kannst Du natürlich auch eine hitzebeständige Alufolie darüber geben. Allerdings musst Du alle Tassen oder Gefäße einzeln damit abdecken.

Die Gefäße stellst Du dann auf ein gelochtes Blech in Deinem Dampfgarer und lässt das Joghurt 5 bis 6 Stunden garen.
Die Garzeit ist vom Dampfgarer Modell abhängig, die Temperatur für die Joghurtzubereitung beträgt in der Regel 40 °C oder Du gibst bei Deinem Gerät die Option „universal Garen“ ein.

Nach dem Garen muss das Joghurt erst einmal abkühlen, bevor es in den Kühlschrank kommt.
Es wird erst so richtig fest, wenn es kalt ist. Um einen sehr cremigen Geschmack zu erhalten, kannst Du auch noch etwas Sahne hinzufügen.

Wenn Du aber ein ganz besonders leckeres Powerjoghurt herstellen willst, dann kannst Du es auch mit zerbröckelten Keksen oder Biskuits anreichern, mit Cornflakes, Haferflocken, Nüssen und Marmelade.
Auch Beeren sind im selbstgemachten Joghurt sehr lecker.
Für die Zubereitung gibst Du dann einfach alles zusammen schichtweise in Deine Gläser und stellst diese in den Dampfgarer.
Wer einen Dampfgarer hat, sollte das vorhandene Potenzial wirklich voll ausnützen und alle Arten von Rezepten ausprobieren.

Schlusswort

Jetzt sind wir am Ende angekommen. Ich hoffe, Du konntest Dir die eine oder andere Idee mitnehmen und hast an den Rezepten gefallen gefunden.
Mittlerweile ist der Dampfgarer aus den Küchen dieser Welt nicht mehr weg zu denken und hat sich auch im privaten Bereich durch gesetzt.
Das Gerät ist kinderleicht zu bedienen und eine enorme Bereicherung für jeden Haushalt.
Was mir bei meiner Recherche und langjährigen Arbeit mit dem Küchenhelfer aufgefallen ist, ist, dass er sich auch für Diäten ausgezeichnet eignet.
Aus diesem Grund möchte ich Dir an dieser Stelle noch ein kleines Geschenk machen.

Auf den folgenden Seiten findest Du noch einige Informationen und leckere Rezept-Ideen zu einer Diät, die sich optimal mit dem Dampfgarer versteht!

Abschließend wünsche ich Dir noch viel Freude mit den Rezepten und wenn Dir das Buch gefallen hat, würde ich mich über eine nette Rezension freuen!

Alles Liebe,
Deine *Hannelore Frischduft*

Geschenk

Als kleines Extra hier einige Kapitel aus dem Buch Low-Fat-Diät, welches ebenfalls auf Amazon erhältlich ist.
Dieses Buch ist von meiner lieben Freundin Melanie Richter, die sich auf Diäten spezialisiert hat.
Viel Spass beim Reinschnuppern.

Was ist Low-Fat?

Die Low-Fat-Diät baut auf der Idee auf, möglichst wenig Fette mit der Nahrung aufzunehmen. Fett hat den höchsten Kalorienanteil, nämlich rund doppelt so viele wie Kohlenhydrate oder Zucker. Doch Fett ist nicht gleich Fett. Wenn Sie auf alle Fette einfach so verzichten, laufen Sie Gefahr schon bald unter

Mangelerscheinungen zu leiden, da Ihrem Körper bestimmte Nährstoffe vorenthalten werden und sich Ihre Blutfettwerte verschlechtern. Gesunde Fettsäuren sind solche, die mehrfach ungesättigt sind, wie zum Beispiel Olivenöl, Walnussöl, Avocados, Nüsse und Samen. Verzichten sollten Sie auf fettreiche Milch- und Fleischprodukte. Schmieren Sie mageren Frischkäse auf Ihr Brot statt Butter und braten Sie sich ein Hähnchenbrustfilet statt ein Schweinesteak zu Mittag. Sie können nicht nur auf Lebensmittel zurückgreifen, die von Natur aus fettarm sind, sondern auch solche, die Sie in einer besonders fettreduzierten Variante im Supermarkt kaufen können. Entscheiden Sie sich für den fettarmen Joghurt, den fettarmen Quark, den fettarmen Käse. Kaufen Sie derartige fettreduzierte Produkte, achten Sie jedoch darauf, dass Sie nicht automatisch mehr essen. Wenn ein Käse die halbe Menge Fett hat, wie ein nicht fettreduzierte Käse und Sie zwei statt, wie üblich eine Scheibe essen, haben Sie nichts gewonnen.

Der Vorteil der Low-Fat-Diät ist, dass Sie garantiert satt werden. Sie dürfen sich auf kohlenhydratreiche Beilagen, wie Brot, Müsli und weitere Getreideprodukte, Pasta, Reis, Couscous und Kartoffeln freuen. Greifen Sie in diesem Fall zu Vollkornprodukten, denn diese liefern Ihnen mehr Energie bei weniger Kalorien als Produkte aus Weißmehl. Süße Sachen sind zwar erlaubt, sollten jedoch natürlich nur in Maßen genossen werden. Für einen gesunden Lebensstil wollen wir Ihnen auch raten für ausreichend Bewegung zu sorgen. Unterstützen Sie Ihr Diät-Vorhaben tatkräftig, indem Sie Sport treiben und Ihren Alltag möglichst aktiv gestalten.

Smoothies Rezepte

Um Ihre Abnehmziele zu intensiveren, können Sie eine Mahlzeit auch wunderbar durch einen Smoothie oder einen Shake ersetzen. Beides versorgt Sie optimal mit Nährstoffen und Vitaminen und macht außerdem noch satt. Dabei kommen Smoothies fast ohne Kalorien aus.

Bananen-Kokos-Smoothie

- 1 Banane
- 1 Mango
- 200ml Kokosmilch
- 1 TL Honig
- Kokosraspeln
- Haselnüsse

Ein Bananen-Mango-Smoothie mit Kokosmilch und Honig ist in 5 Minuten gemacht. Sie mixen oder pürieren die Banane und die Mango mit Kokosmilch

aus der Dose.
Zum Schluss können Sie den Smoothie mit Kokosraspeln und gehackten Haselnüssen garnieren.

Exotischer Smoothie

- 200g Brombeeren
- 1 Papaya
- 1 Apfel
- 200ml Apfelsaft
- 1 TL Ahornsirup

Dieser Smoothie besteht aus Brombeeren und einer Papaya. Dazu einen Apfel und ein wenig Ahornsirup in den Mixer geben.

Roter Smoothie

- ½ Ananas
- 1 Apfel
- 200ml Wasser
- Petersilie

- eine Handvoll Himbeeren
- 50ml mageren Jogurt oder Quark

Schneiden Sie eine halbe Ananas und einen Apfel und mixen Sie Beides mit Petersilie, Himbeeren und etwas Wasser. Anschließend kommt der Jogurt oder Quark in den Mixer dazu.

Tropischer Smoothie

- ½ Mango
- ½ Ananas
- 1 Dose Mandarinen
- 200g Salat
- 100ml Milch

Mixen Sie die Mango, Ananas, eine Dose Mandarinen mit dem dazugehörigen Saft. Außerdem kommen gemischter grünen Salat und ein wenig Milch in den Mixer.

Süßer Spinat-Smoothie

- 1 Banane
- 1 Apfel
- eine Handvoll Babyspinat
- 1 EL Honig
- Zitronensaft
- 100ml Wasser

Mixen Sie die Banane, den Apfel, den Babyspinat sowie einen Esslöffel Honig. Außerdem einen Spritzer Zitronensaft und Wasser.

Mandel-Aprikosen-Smoothie

- 200g Aprikosen
- Mandeln
- 100ml Mandelmilch
- 100ml Jogurt
- 50g Haferflocken
- Zimt

Sie brauchen Aprikosen, ein paar

Mandeln und Mandelmilch. Geben Sie diese Zutaten in den Mixer. Sie können auch etwas Jogurt und Haferflocken hinzufügen. Zimt als Gewürz passt perfekt.

Erdbeer-Smoothie mit Minze

- 200g Erdbeeren
- 2 Aprikosen
- 1 EL Honig
- 100ml Jogurt
- Minze

Natürlich brauchen Sie eine Menge Erdbeeren. Außerdem Aprikosen, Honig, Jogurt und Minze. Mixen Sie alles und dekorieren Sie Ihren Smoothie mit Minzblättern.

Haftungsausschluss

„Die Verwendung der Informationen in diesem Buch und die Umsetzung derselben erfolgt ausdrücklich auf eigenes Risiko. Der Autor kann für etwaige Unfälle und Schäden jeder Art, die sich bei der Zubereitung der Speisen ergeben, aus keinerlei Rechtsgrund die Haftung übernehmen. Haftungsansprüche können gegen den Autor für Schäden jeglicher Art, die durch die Nutzung der Informationen in diesem Buch, bzw. durch die Nutzung fehlerhafter und/ oder unvollständiger Informationen verursacht wurden, sind ausgeschlossen. Folglich sind auch Rechts-und Schadenersatzansprüche ausgeschlossen. Der Inhalt dieses Werkes wurde mit größter Sorgfalt erstellt und überprüft. Der Autor übernimmt keine Gewähr und Haftung für die Aktualität, Korrektheit, Vollständigkeit und Qualität der bereitgestellten Informationen. Druckfehler können nicht vollständig ausgeschlossen werden. Weiterhin beruht der Inhalt dieses Werkes auf persönlichen Erfahrungen und Meinungen des Autors. Der Inhalt darf nicht mit medizinischer Hilfe verwechselt werden."

Impressum

© Autor *Hannelore Frischduft* 2017

1. Auflage

Kontakt: Philipp Schartner, Zaglausiedlung 24, 5600 St. Johann im Pongau

Covergestaltung: *Hannelore Frischduft*

Coverfoto: fiverr.com

10384533R00042

Printed in Germany
by Amazon Distribution
GmbH, Leipzig